AF463341

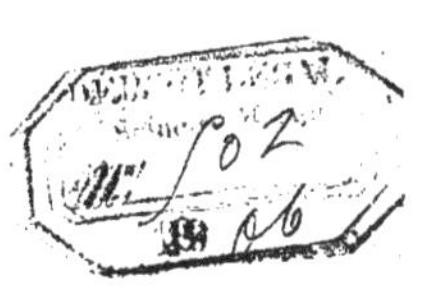

ACADÉMIE DE MÉDECINE

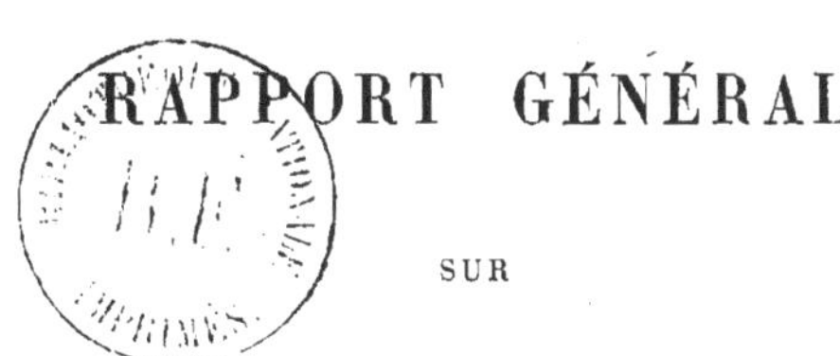

RAPPORT GÉNÉRAL

SUR

LES ÉPIDÉMIES

PENDANT L'ANNÉE 1904

4° Td 52
7

RAPPORT GÉNÉRAL

A M. LE MINISTRE DE L'INTÉRIEUR

SUR

LES ÉPIDÉMIES

BIBLIOTHÈQUE NATIONALE R.F. IMPRIMÉS

qui ont régné en France pendant l'année 1904,

FAIT AU NOM

DE LA COMMISSION PERMANENTE DES ÉPIDÉMIES DE L'ACADÉMIE DE MÉDECINE

PAR

M. le Dr NETTER,

RAPPORTEUR

MELUN
IMPRIMERIE ADMINISTRATIVE

1906

RAPPORT GÉNÉRAL

A M. LE MINISTRE DE L'INTÉRIEUR

SUR

LES ÉPIDÉMIES

qui ont régné en France pendant l'année 1904,

FAIT AU NOM

DE LA COMMISSION PERMANENTE DES ÉPIDÉMIES DE L'ACADÉMIE DE MÉDECINE

PAR

M. le Dr NETTER, *rapporteur.*

MONSIEUR LE MINISTRE,

La commission permanente des épidémies de l'Académie de médecine a pour devoir de vous présenter chaque année un rapport sur les épidémies qui ont régné pendant l'année précédente. C'est en qualité de son rapporteur que je dois vous indiquer en grandes lignes l'état sanitaire de la France et de ses colonies pendant l'année 1904.

Les documents mis dans ce but à la disposition de la commission ont des origines assez diverses.

Ils devraient tout d'abord comprendre pour chaque arrondissement le relevé des épidémies déclarées, accompagné du rapport du médecin des épidémies.

Ces renseignements, malheureusement, sont loin d'être fournis sur toute l'étendue de notre territoire et bien que nous ayons attendu la fin de 1905, un certain nombre d'arrondissements et même des départements tout entiers ne nous ont encore fait parvenir aucun rapport. Nous ne saurions malheureusement conclure de ce silence à l'absence de toute épidémie.

D'autre part les renseignements quand ils nous sont donnés ont une valeur très différente. Si beaucoup de départements nous envoient des rapports complets et fort bien étudiés, d'autres nous font parvenir de simples feuilles statistiques manquant de toute précision. Le service des épidémies est loin d'être organisé avec le même soin dans toutes les parties du territoire. Il conviendrait que tous les départements prissent exemple sur ceux de la Seine, du Rhône, de la Marne, de la Gironde, des Alpes-Maritimes, de la Haute-Garonne, etc., dont les rapports de nos prédécesseurs ont fait avec raison un éloge auquel nous ne pouvons que nous associer.

En même temps que ces rapports départementaux, notre commission a reçu quantité de mémoires originaux, plusieurs de fort grande valeur. Ces rapports émanent pour une large part de nos confrères de l'armée et de l'armée coloniale. Nous aurons l'occasion de les signaler à maintes reprises.

L'année 1904 a été relativement bonne. Nous n'avons pas eu à lutter contre des épidémies d'origine exotique. Il n'y a eu en France ni *choléra*, ni *peste*. Les rapports ne font pas mention du *typhus exanthématique* ou de la *suette miliaire,* maladies que l'on avait cru éteintes et qui néanmoins ont fait il y a quelques années des réapparitions passagères. La *grippe* même, désormais acclimatée, n'a fait que relativement peu de ravages.

Nous verrons que dans beaucoup de nos départements, la *variole,* la *diphtérie,* la *fièvre typhoïde,* font encore beaucoup trop de victimes. On ne saurait cependant contester que chacune de ces maladies ne soit dans une large mesure évitable. Nous nous efforcerons de montrer comment on peut y parvenir.

Rappels de médailles de vermeil.

M. le Dr André, professeur à la Faculté de médecine de Toulouse : *Rapport sur les épidémies de l'arrondissement en 1904;*

M. le Dr Balestre, à Nice : *Rapport sur les maladies épidémiques du département des Alpes-Maritimes en 1904;*

M. le Dr Baudin, directeur du bureau municipal d'hygiène à Besançon : *Note pour servir à l'histoire des petites épidémies typhoïdes;*

M. le Dr Foucault, à Fontainebleau : *Rapport sur les épidémies de l'arrondissement en 1904.*

Médailles d'argent.

M. le Dr Camescasse, à Saint-Arnould : *Vaccinations antidiphtériques;*

M. le Dr Devé, à Beauvais : *Rapport sur les épidémies de cet arrondissement en 1904;*

M. le Dr Félix, professeur à l'Université nouvelle de Bruxelles : *Les épidémies et les maladies contagieuses au XXe siècle;*

M. le Dr Hassler, médecin principal de 2e classe à Saint-Étienne : *Rapport sur une épidémie de fièvre typhoïde observée à Saint-Étienne en 1904;*

M. le Dr Petit, médecin-major de 1re classe à Montauban : *Les épidémies dans la garnison de Montauban;*

M. le Dr Rouffiandis, médecin-major de 2e classe des troupes coloniales : *La peste bubonique au Tonkin en 1903.*

Rappels de médailles d'argent.

M. le Dr Colin, à Quimper : *Rapport sur les épidémies de l'arrondissement en 1904 ;*

M. le Dr Jaubert, médecin-major de 1re classe à Tlemcen : *Étude sur la fièvre typhoïde et rapport sur l'épidémie de 1904 ;*

M. le Dr Legros, à Rochefort-sur-Mer : *Rapport sur les épidémies de l'arrondissement en 1904 ;*

M. le Dr Leray, à Rennes : *Rapport sur la situation sanitaire du département ;*

M. le Dr Moreau (René), à Sens : *Rapport sur les épidémies de l'arrondissement en 1904 ;*

M. le Dr Sudour, médecin principal de 2e classe à Blida : *Fièvre typhoïde à Blida en 1904. — Étude clinique, étiologique et prophylactique.*

Médailles de bronze.

M. le Dr Bernard, à Corbelin : *Rapport sur une épidémie de diphtérie à Corbelin ;*

M. le Dr Coppin, médecin-major des troupes coloniales en mission en Perse : *Rapport sur l'épidémie de choléra qui sévit en Perse en 1904 ;*

M. le Dr Jacquey, à Faucogney : *Quatre cas de fièvre jaune observés dans la Haute-Saône ;*

M. le Dr Le Roy des Barres, professeur à Hanoï : *Rapport sur la mortalité à Hanoï en 1903-1904;*

M. le Dr Malafosse, médecin-major de 2e classe aux hôpitaux militaires de la division d'Oran : *Le paludisme à Géryville;*

M. le Dr Mantel, médecin aide-major de 1re classe des troupes coloniales : *Note sur le choléra en Basse Indo-Chine;*

M. le Dr Martin (Paul), médecin-major de 1re classe : *Épidémie de fièvre typhoïde dans la garnison de Brest;*

M. le Dr Pélissier, médecin-major de 2e classe des troupes coloniales : *Épidémie de béribéri de Tuyen-Quang en 1904.*

Rappels de médailles de bronze.

M. le Dr Brisson, à La Palisse : *Rapport sur les épidémies de l'arrondissement en 1904;*

M. le Dr Decouvelaere, à Hazebrouck : *Rapport sur les épidémies de l'arrondissement en 1904;*

M. le Dr Deumier, médecin-major de 2e classe au 18e bataillon d'artillerie à pied à Brest : *Note sur deux petites épidémies d'oreillons à Brest;*

M. le Dr Dézautière, à La Machine : *Une épidémie de furoncles observés à La Machine en 1904 :*

M. le Dr Guérin, à Blois : *Rapport sur les épidémies de l'arrondissement en 1904;*

M. le Dr Moinet, médecin-major de 2e classe, attaché à la Direction du service de santé du 9e corps d'armée à Tours : *La diphtérie dans le 9e corps d'armée, de 1901 à 1904 ;*

M. le Dr Moulonguet, à Amiens : *Rapport sur les épidémies de cet arrondissement en 1904 ;*

M. le Dr Ollivier, à Dinan : *Rapport sur les épidémies de cet arrondissement en 1904 ;*

M. le Dr Omont, à Pont-Audemer : *Rapport sur les épidémies de cet arrondissement en 1904 ;*

M. le Dr Paris, à Maréville (Meurthe-et-Moselle) : *Statistiques et considérations relatives à la tuberculose.*

BIBLIOTHÈQUE NATIONALE R.F. IMPRIMÉS

MELUN. IMPRIMERIE ADMINISTRATIVE. — Int. 1312-06, n° 211.

Insuffisance des déclarations.

Nécessité de les rendre obligatoires par la famille au même titre que par le médecin.

Dans les rapports antérieurs nos collègues émettaient l'espoir que la mise en pratique de la loi du 15 février 1902 nous mettrait en mesure d'être plus vite et plus complètement informés. Les documents qui nous sont fournis pour 1904 (deuxième année depuis le fonctionnement de la loi) ne confirment malheureusement pas encore ces prévisions.

En matière d'épidémie tout dépend d'un service d'informations bien organisé. Il est malheureusement certain que les déclarations obligatoires sont trop souvent négligées.

Nous pouvons et nous devons dire ici la principale lacune de la loi. En France la déclaration des maladies contagieuses n'est obligatoire que pour le médecin. Dans les pays étrangers la même obligation incombe en même temps au chef de famille, au logeur, au chef d'industrie, etc.

On ne saurait dès lors s'en prendre au seul médecin, toutes les fois que du fait de la déclaration on impose à un malade et à son entourage des mesures certainement fort utiles pour la société, mais qui peuvent entraîner des préjudices matériels et moraux considérables aux intéressés. Que les législateurs aient obéi à des raisons particulières en imposant la déclaration aux seuls médecins, nous nous en rendons bien compte ; mais ce n'est pas une raison pour ne pas insister à toutes occasions sur cette grave lacune signalée à bon droit par plusieurs médecins des épidémies.

Il ne faut du reste pas espérer que les médecins traitants puissent renseigner le Gouvernement sur tous les cas de maladies épidémiques. Combien de formes légères, ambulatoires et pourtant éminemment susceptibles de donner naissance à la contagion, qui n'ont jamais été vues par un médecin! Combien de décès même sans examen médical! Dans le département de Saône-et-Loire le quart des décédés n'a pas été examiné par l'homme de l'art. Et pourtant, au point de vue de l'instruction et de l'aisance, ce département est loinc d'ocuper une mauvaise place. Dans certaines circonscriptions de l'ouest de la France la plupart des malades sont soignés par des personnes absolument étrangères à notre profession (plus des 3/4 dans le Finistère). Plusieurs rapports font valoir combien cet état de choses est déplorable et combien il importe que les autorités prennent vigoureusement en mains la défense de la profession contre l'exercice illégal de la médecine.

La déclaration obligatoire serait certainement une vexation inutile si elle n'était pas suivie de la mise en vigueur des mesures prophylactiques. A l'heure actuelle les services sanitaires sont encore loin d'être organisés sur tout le territoire.

Il est fort désirable que l'on institue un échange réciproque de renseignements entre les médecins et l'administration. Celle-ci pourrait informer le corps médical de la localité quand elle aurait connaissance d'un cas de maladie contagieuse. Cette notion permet en effet d'éclairer le diagnostic des cas douteux.

MALADIES DU TERRITOIRE CONTINENTAL

VARIOLE

Tandis que, dans les pays voisins, des tableaux statistiques bien à jour permettent de suivre aisément la diminution progressive du nombre des décès et même des cas de *variole*, il n'existe aucun document précis indiquant pour la France le bilan de cette maladie, affection essentiellement évitable.

La statistique mensuelle, publiée par les soins du ministère de l'Intérieur, nous renseigne seulement sur la mortalité par *variole* des villes de plus de 5.000 habitants. Nous savons cependant que dans nombre de communes rurales, le fléau fait annuellement de grands ravages.

Nous nous sommes efforcé de déterminer avec le plus d'approximation possible la mortalité variolique en 1904.

La tâche est extrêmement pénible. En effet, les rapports manquent pour un certain nombre de départements, et quand ils existent, ils sont souvent plus qu'insuffisants.

Voici, par exemple, le département de l'Hérault où sont signalés 185 cas de *variole*. Le médecin en chef des épidémies, le professeur Hamelin, estime que le chiffre devrait être doublé et même triplé.

Dans le département de la Haute-Vienne, le compte rendu des épidémies signale une cinquantaine de cas. Il a été cependant déclaré, dans la seule ville de Limoges, 31 décès par *variole* en 1905, ce qui correspond bien à 300 cas. Si l'on en croyait la statistique de l'arrondissement, celui-ci n'aurait été visité par aucune maladie épidémique en 1904.

Pour le département du Finistère, le Dr Colin, médecin de l'arrondissement de Quimper, pense qu'il faut multiplier par 2 au moins, les 162 cas déclarés. Le médecin des épidémies de l'arrondissement de Brest dit n'avoir guère observé que des cas de *fièvre typhoïde.* La statistique mensuelle du ministère de l'Intérieur donne 26 décès par *variole* dans la ville de Brest. On peut évaluer à 900 ou 1.000 cas le chiffre des *varioles* dans le Finistère.

Voici encore le département du Gard, où l'on ne mentionne pas la *variole* à Nîmes où pourtant elle n'a pas causé, en 1904, moins de 24 décès.

Pour le département des Bouches-du-Rhône, nous manquons de rapport, alors que la ville de Marseille a perdu 82 personnes par suite de *variole.*

Une erreur en sens inverse pourrait être commise. Quelques tableaux statistiques, envoyés par les préfectures, portent sous les rubriques de *variole* ou de *varioloïdes*, des épidémies de *varicelle.* Nous avons pu éliminer ces cas, le plus ordinairement, les tableaux statistiques indiquant les âges des malades et la mortalité aux différents âges. Nous n'avons pas tenu compte des épidémies frappant exclusivement les enfants et ne donnant lieu à aucun décès.

En dépit de toutes ces causes d'erreur, nous avons tenté de fixer, autant qu'on le pouvait, le chiffre des cas de *variole* en France pendant l'année 1904 et la proportion par rapport à la population.

Nous avons trouvé 6.113 déclarations sur 32.562.828 habitants, soit 18,78 pour 100.000 habitants.

En 1903, l'Allemagne n'a compté que 172 cas et 20 décès, soit une morbidité de 0,3 pour 100.000 et une mortalité de 0,034. Le chiffre des *varioles* est 63 fois plus élevé dans notre pays que de l'autre côté des Vosges.

Quel que soit l'élément de comparaison, la disproportion est toujours aussi évidente. Une seule localité allemande a compté 19 cas de *variole*, chiffre de beaucoup le plus élevé. A Hambourg, où affluent les émigrants russes et où les dangers, de ce fait, semblent bien considérables, il y a eu 11 cas de *variole* sans aucun décès. Marseille, dont la population est bien moindre, a eu 82 morts par *variole*, soit 16,7 par 100.000.

On voit ce qui reste à faire et combien la mise en vigueur de la vaccination et de la revaccination obligatoires est désirable.

Il est intéressant de relever la répartition des cas de *variole* sur notre territoire.

Voici d'abord la proportion approximative dans les départements :

Départements.	p. 100.000
Bouches-du-Rhône	151,89
Finistère	129,54
Somme	126,25
Haute Vienne	93,83
Aube	78,43
Gard	72,11
Hérault	64,97
Seine	30,54
Ille-et-Vilaine	28,29
Pyrénées-orientales	25,46
Cantal	18,6
Loir-et-Cher	15,36

Départements.	p. 100.000.
—	—
Ardèche	14,89
Rhône	13,7
Oise	12,34
Seine-et-Oise	11,15
Drôme	9,55
Manche	9,5
Meurthe-et-Moselle	9,49
Var	8,92
Lot	8,82
Côte-d'Or	7,8
Charente-inférieure	7,55
Nièvre	7,10
Lot-et-Garonne	6,41
Calvados	6,13
Alpes-maritimes	5,45
Corrèze	4,65
Jura	4,59
Haute-Loire	4,45
Haute-Savoie	4,37
Nord	4
Basses-Alpes	2,6
Côtes-du-Nord	2,58
Gironde	2,47
Aisne	2,24
Pas-de-Calais	2,21
Gers	2,1
Indre-et-Loire	1,47
Loire inférieure	0,93
Aude	0,90
Meuse	0,70
Basses-Pyrénées	0,69
Dordogne	0,62
Tarn	0,60
Cher	0,59
Mayenne	0,58
Maine-et-Loire	0,57
Seine-et-Marne	0,56

Départements.	p. 100.000.
Eure	0,55
Morbihan	0,36
Vienne	0,29
Aveyron	0,24
Vosges	0,21
Ain	0
Allier	0
Ariège	0
Doubs	0
Haute-Garonne	0
Landes	0
Loire	0
Lozère	0
Puy-de-Dôme	0
Hautes-Pyrénées	0
Haut-Rhin	0
Saône-et-Loire	0
Sarthe	0
Savoie	0
Tarn-et-Garonne	0
Vendée	0
Yonne	0

Les documents manquent complètement ou sont très incomplets dans les départements suivants : Hautes-Alpes, Ardennes, Charente, Corse, Creuse, Eure-et-Loir, Indre, Isère, Loiret, Marne, Haute-Marne, Orne, Haute-Saône, Vaucluse.

Les Ardennes, le Loiret, la Marne, le Vaucluse, l'Isère, ont eu des cas de *variole*.

Si l'on reporte sur la carte de France les départements envahis, on constate que les îlots où la *variole* a prédominé ont été répartis en des points divers.

Les départements du littoral méditerranéen et ceux qui entourent le cours inférieur du Rhône constituent un premier foyer, dont le maximum occupe les Bouches-du-Rhône. Après ce département se placent le Gard, l'Hérault, un peu plus loin les Pyrénées-orientales, l'Ardèche et à un moindre degré la Drôme, le Var, les Alpes-maritimes.

Au nord de la France le département de la Somme est le plus atteint; autour de lui la Seine-inférieure, l'Oise, la Seine, la Seine-et-Oise; à un moindre degré l'Aisne, le Nord et le Pas-de-Calais.

Dans la presqu'île bretonne, le Finistère, et, à un moindre degré, l'Ille-et-Vilaine ont beaucoup de varioleux.

On est plus surpris de voir que la variole a été si répandue dans les départements plus centraux de la Haute-Vienne, de l'Aube.

Dans quelques localités le nombre de *varioles* contractées dans les hôpitaux est assez élevé et l'on ne saurait trop recommander la pratique suivie à Paris où tous les entrants sont systématiquement vaccinés. A l'Hôtel-Dieu de Beauvais il a été traité, en 1904, 39 varioleux. Sur ce total 3 cas ont été observés sur des sujets appartenant au personnel hospitalier, infirmier, infirmière, veilleur, 9 sur des malades à l'hôpital depuis plusieurs semaines, dont 3 dans le service de chirurgie (Dr Dévé).

A Blois, à la suite de l'admission à l'hôpital de nomades atteints de *variole*, cette maladie a été transmise à une infirmière, à une religieuse, à une convalescente de fièvre typhoïde, à l'aumônier de l'Hôtel-Dieu. Un vieillard de 60 ans paralysé des deux membres inférieurs qui n'était pas sorti de chez lui depuis 15 ans et n'avait reçu aucune visite suspecte fut atteint de *variole*. Il a l'habitude de rester installé dans son fauteuil à sa fenêtre au rez-de-chaussée. Cette fenêtre est placée immédiatement sous les fenêtres du pavillon des contagieux de l'autre côté de la rue. Tous les soirs, en l'absence des gardes-malades, les femmes malades convalescentes ouvrent les fenêtres donnant sur la rue pour communiquer avec leurs maris.

Le Dr Guérin, qui rapporte ces faits, insiste avec raison sur la nécessité d'un pavillon spécial très isolé pour les maladies contagieuses.

A l'occasion de chaque épidémie de *variole* on a naturellement eu recours à la vaccination et à la revaccination, non seulement chez l'entourage des malades, mais encore de tous les habitants de la localité. Tous les rapporteurs sont unanimes à proclamer l'efficacité de ces mesures et leur attribuent la cessation des épidémies. Il convient cependant de remarquer que certains foyers de *variole* se perpétuent plusieurs années successives. Il semble que le zèle déployé au début se ralentisse peu à peu. Peut-être faut-il aussi incriminer dans nos départements du midi l'immigration sans cesse renouvelée de nombreux sujets amenant tout à la fois des sujets en voie d'incubation de *variole* et des individus non préservés.

A Draguignan, la *variole* a été importée en février par un cirque ambulant comprenant 27 personnes dont la plupart n'avaient été ni vaccinées ni revaccinées. Ce personnel a fourni en peu de jours 13 varioleux qu'il a fallu hospitaliser tandis que le restant de la troupe était isolé, désinfecté et le matériel en partie brûlé. Malgré toutes les précautions il y eut propagation de la maladie et 14 cas de *variole* se sont successivement produits en ville en mars et avril. Un seul décès s'est produit, celui d'une femme atteinte en même temps *d'infection puerpérale.*

Dans nombre de nos rapports, les premiers cas de *variole* sont indiqués comme ayant porté sur les vagabonds, chemineaux, bohémiens et vanniers, etc. Cette population nomade mérite donc une surveillance tout à fait particulière. Il nous semble qu'en raison de l'attention toute spéciale que lui portent à bon droit les divers représentants de l'autorité publique, elle peut être soumise à la vaccination et il conviendrait d'exiger de ces personnes la production de certificats indiquant la date de la dernière vaccination et son résultat.

Les nombreux ouvriers étrangers occupés sur notre territoire ont aussi été bien souvent le point de départ d'épidémies. En 1905.

3

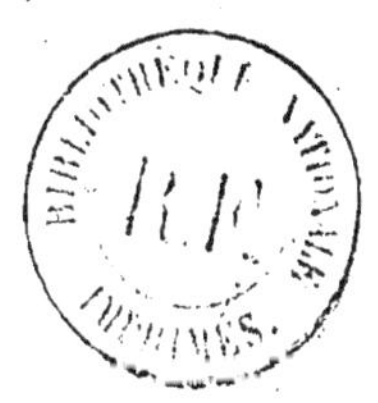

ils ont été le point de départ de cas assez nombreux dans la Meurthe-et-Moselle. Ici encore on pourrait et l'on devrait imposer la vaccination.

Le gouvernement allemand n'y a pas manqué. En Prusse, depuis 1900, les ouvriers polonais y sont soumis et depuis 1903, les ouvriers russes.

La vaccination peut du reste être imposée aux ouvriers étrangers d'autres nationalités si l'autorité estime qu'ils viennent de pays où règne la *variole* Les frais de la vaccination sont toujours à la charge de l'employeur.

ROUGEOLE ET SCARLATINE

Un grand nombre de médecins ont signalé l'existence de foyers plus ou moins importants de *rougeole* et indiqué parfois la gravité de cette maladie dans la population pauvre.

Nous ne saurions cependant trouver dans ces rapports beaucoup d'enseignements inédits non plus que pour les épidémies de *scarlatine*.

Nous nous bornerons à mentionner les chapitres consacrés à ces maladies dans le mémoire consacré par le Dr Petit aux « épidémies dans la garnison de Montauban pendant 20 ans (1884-1903). »

OREILLONS

Le Dr Deumier, médecin-major de 2e classe au 18e bataillon d'artillerie à pied à Brest, a envoyé une note sur deux petites épidémies d'*oreillons*.

L'auteur a trouvé une durée d'incubation variant de 14 à 24 jours.

Dans une observation la période prodromique a pendant plus de 8 jours simulé un embarras gastrique fébrile.

Tandis que dans une famille la fièvre ourlienne s'est manifestée comme extrêmement contagieuse, (7 personnes sur 7) la contagiosité a été extrêmement médiocre dans un corps de troupes caserné dans des casemates.

Dans ces casemates les lits sont groupés par 4 en deux plans, supérieur et inférieur, comptant chacun 2 lits. Une fois seulement, la maladie a frappé successivement deux voisins de lit couchés sur le même plan. Jamais il n'y a eu transmission des *oreillons* à l'hôte du lit supérieur par suite de l'existence de la maladie chez un sujet couché sur le lit inférieur.

Peut-être convient-il d'attribuer pour une large part la limitation de la contagion aux mesures prescrites, désinfection de la chambre, ébullition des cuillères, fourchettes et quarts de toute la batterie après chaque repas.

ZONA

Le Dr Vergely, dans son intéressant rapport sur les épidémies dans le département de la Gironde, nous apprend qu'un de ses correspondants lui a signalé un certain nombre de cas de *zona* qui ont eu un véritable caractère épidémique, s'étant produits chez des personnes habitant deux villages dans un rayon d'un kilomètre environ et susceptibles de s'être visitées les unes les autres et même de s'être soignées. Les femmes ont eu le *zona* du côté droit, tandis que les hommes l'ont eu à gauche et l'enfant, un petit garçon de 2 ans, à la région cervico-brachiale gauche. On ne doute plus aujourd'hui de la nature infectieuse du *zona* rangé déjà par Borsieri parmi les éruptions pseudo exanthématiques. On a déjà signalé la fréquence plus grande des *éruptions zostériennes* à certaines périodes et même leur multiplicité à certains moments dans une localité ou un quartier. Rien ne prouve jusqu'à présent que l'affection soit contagieuse. L'observation que nous rapporte M. Vergely n'en mérite pas moins d'être consignée ici.

FIÈVRE TYPHOÏDE

Si on en croit les bulletins de la statistique mensuelle aussi bien que les rapports départementaux, l'année 1904 a été relativement respectée par la *fièvre typhoïde*.

Depuis 1887, le total des décès dans les villes de plus de 5.000 habitants n'a jamais été aussi faible, 2.650 soit 19 pour 100.000 habitants. Paris, où l'on a noté une recrudescence sensible, a compté 353 décès. Les documents sur les épidémies rurales sont malheureusement très insuffisants. Parmi les départements les plus touchés nous trouvons l'Ille-et-Vilaine. Dans l'arrondissement de Saint-Malo il a été signalé 345 cas et 134 décès. A ne tenir compte que des décès cela nous donne un chiffre de 60,9 par 100.000 habitants. Les autres arrondissements ont moins de décès, 13 par 100.000 dans les arrondissements de Rennes et de Montfort, 11 dans celui de Fougères,

10,9 Redon, 6,6 Vitré. Ces chiffres sont seulement approximatifs. De même ceux du département du Finistère.

Le Dr Ficatier dans la Meuse, le Dr Blanquinque dans l'Aisne, le Dr Wolf dans l'Indre-et-Loire signalent une décroissance manifeste qui se retrouverait également dans le département des Hautes-Pyrénées. On ne saurait évidemment considérer ces résultats comme définitifs.

La plupart des médecins des épidémies sont pénétrés de l'importance de la *transmission hydrique* et quelques-uns de leurs rapports mettent en lumière diverses particularités de cette transmission.

Nous ne mentionnerons que pour mémoire l'épidémie parisienne de 1904 qui coïncide comme les exacerbations précédentes avec des cas de *fièvre typhoïde* à Sens alimenté par une dérivation des eaux de la Vanne. Le Dr Moreau de Sens nous a envoyé une relation fort intéressante de ces cas. On sait que pour protéger ses eaux de sources la municipalité parisienne a organisé une surveillance médicale des populations avoisinant les sources. Grâce à cette surveillance, on a pu reconnaître en temps opportun des cas de *typhoïde*, non seulement à l'origine de la canalisation d'eau de la Vanne, mais dans le domaine des sources de l'Avre et du Loing.

L'histoire de l'épidémie de *fièvre typhoïde* dans la garnison de Brest, en décembre 1903 et janvier 1904, a fourni à M. le Dr Paul Martin l'occasion d'établir très nettement encore l'intervention de l'origine hydrique.

En effet les cas ont été à peu près exclusivement répartis dans les quartiers du 19e régiment d'infanterie alimentés par l'eau de la source Poul-Ar-Bachet. Le 1er bataillon du même régiment caserné dans le faubourg de Recouvrance et qui reçoit son eau des sources Coat-Tau et Margot a été indemme aussi bien que le 2e régiment d'infanterie coloniale dont la caserne est alimentée par les sources de Stiffellon captées dans des conditions de sécurité manifestes.

Bien que le bacille d'Eberth n'ait pas été reconnu dans les échantillons soumis à l'analyse, on a constaté dans l'eau des casernes contaminées la présence de bactéries putrides, du bacterium coli, de matières albuminoïdes putrescibles.

La souillure de l'eau d'alimentation des casernes de Brest s'explique aisément. Ces eaux proviennent de nappes superficielles insuffisamment protégées émergeant dans des régions où l'on pratique l'épandage.

Nous savons, grâce surtout aux communications des Drs Baudin et Thoinot, la répartition si particulière des épidémies de *typhoïde* dans la ville de Besançon. Cette ville est alimentée par 3 canalisations différentes : Aglan, Arcier et Brégille qui sont tout a fait indépendantes l'une de l'autre. Aussi les épidémies *typhoïdes* à Besançon sont-elles en général limitées à la portion desservie par une de ces canalisations. Les deux tiers des habitants boivent l'eau des sources d'Arcier et celles-ci sont malheureusement exposées à la contamination par les ruisseaux de Nancray ou de Saône, ses tributaires charriant à la source, sans filtration suffisante pendant les grandes pluies, des souillures spécifiques provenant des malades typhiques habitant les villages. Les villages de Nancray et de Saône avaient eu du 15 juin à la fin de septembre un certain nombre de malades (16 déclarés) et cependant, pendant cette période et jusqu'à la fin d'octobre, aucune poussée épidémique ne s'était manifestée à Besançon.

On était en droit d'attribuer cet heureux résultat aux mesures de surveillance et de défense médicales du plateau par l'isolement, par la désinfection suivie et rigoureuse des malades, de leurs déjections, de leurs effets et de leurs habitations.

Cependant, à partir des 10, 11 et surtout des 15, 16 et 17 novembre, les cas de l'affection se multiplient, dans la garnison et dans la population, sur le territoire de distribution de l'eau d'Arcier.

S'il a été possible d'isoler les malades et de rendre inoffensives leurs déjections pendant tout le cours de cette surveillance, on a été, comme il y avait lieu de le craindre, impuissant à empêcher les causes de contamination émanant de convalescents. On sait aujourd'hui que maints sujets conservent dans leurs selles des bacilles typhiques plusieurs mois après leur guérison.

A Saint-Étienne, en 1904, la *fièvre typhoïde* a sévi tout particulièrement dans un corps de troupes, le 30ᵉ régiment de dragons, habitant le quartier Grouchy et situé à l'extrémité nord de la ville, près de l'extrémité de la canalisation urbaine.

Le Dʳ Hassler, médecin principal en chef des salles militaires de l'hôpital de Saint-Étienne, nous a envoyé une relation des plus intéressantes.

L'analyse bactériologique des eaux du quartier Grouchy avait montré que ces eaux étaient très souillées et renfermaient un grand nombre de bactéries parmi lesquelles un colibacille virulent.

La contamination des eaux était possible. On a eu en effet la preuve qu'en été, à la suite de la fermeture des vannes, la canalisation réalise une sorte de machine pneumatique. L'écoulement d'eau à la suite des prélèvements des consommateurs en aval a pour conséquence un appel d'air par les robinets restés ouverts, les joints non étanches, les fissures. De là des sources de souillure nombreuses.

Il y a plus: à la caserne même, en vertu du mécanisme précité, les conduites destinées à amener l'eau dans les fosses d'aisances Mourras ont servi au contraire au reflux de l'eau qui dans ces fosses s'était chargée de bactéries. La conduite de plomb branchée à la canalisation venait s'ouvrir à 30 ou 40 centimètres au-dessous du niveau des liquides de la fosse.

Des schémas nombreux et très clairs accompagnent le rapport de M. Hassler. Ils montrent comment il a été possible de supprimer cette source de pollution, comment d'autre part l'épidémie a été enrayée par l'usage d'eau bouillie.

A l'occasion de la création d'un établissement de pisciculture à Lillebonne, on s'attaque à un terrain sur lequel se trouve une bétoire où l'été précédent avaient été absorbées les eaux du lavage du linge et des bains d'un typhique. Les eaux des bassins de pisciculture arrosèrent ces terrains nouvellement découverts et se chargèrent de produits virulents.

A partir de novembre 1904 on voit se succéder 29 cas de *fièvre typhoïde*, 13 de ces cas frappent les habitants de maisons en bordure de la rivière émissaire des bassins de pisciculture, 4 des ouvriers d'un établissement à cheval sur la rivière. Les habitants de ces maisons se servent de l'eau de rivière pour le lavage des maisons, le rinçage du linge, le nettoyage des instruments de cuisine et des légumes (Dr Ott de Lillebonne).

C'est à l'infection ancienne et sans cesse grandissante du sol qu'est due, selon le Dr Jaubert, la fréquence de la *fièvre typhoïde* dans la garnison de Tlemcen. 1.528 cas avec 236 décès en 23 ans sur un effectif de 1.200 hommes indiquent l'importance du fléau.

On ne saurait espérer faire disparaître promptement les sources de souillure du sol en faisant pénétrer les notions indispensables d'hygiène dans la population indigène.

M. Jaubert montre combien on a eu tort de placer les casernes et les habitations européennes en plein quartier arabe, au lieu de choisir une autre place éloignée et bien plus hygiénique.

Il propose de remplacer dans la garnison de Tlemcen les corps de troupes français par des indigènes. Ceux-ci, en raison sans doute d'une immunisation conférée par une atteinte prise dès l'enfance, se montrent en effet réfractaires à la *fièvre typhoïde*.

L'étude de l'épidémie de *fièvre typhoïde* à Blida en 1904, que nous devons au Dr Sudour, semble bien mettre en évidence un mode de détermination particulier.

Blida et sa garnison ont toujours fourni un contingent considérable de typhiques.

Ceux-ci en 1904 ont été au nombre de 47 pour la population militaire auquel il convient de joindre 45 cas d'embarras gastriques fébriles.

Un corps de troupes, la 6e compagnie de remonte, a été tout particulièrement éprouvé : 26 *fièvres typhoïdes* dont 4 décès et 19 embarras gastriques pour un effectif de 145 hommes.

Les égouts de Blida reçoivent, sans désinfection, les eaux des lavoirs publics ainsi que les déjections des habitations qui longent leur parcours. Au lieu de déverser leur contenu dans le grand collecteur, ils le répartissent dans les canaux à ciel ouvert du syndicat d'arrosage aux portes de la ville, le long des boulevards extérieurs. L'égout longeant le bâtiment de la remonte est muni d'une vanne par laquelle on avait l'habitude de dériver deux fois par semaine à partir du mois de juin les eaux de l'égout dans le quartier. Ces eaux noires et putrides circulent alors dans les rigoles non cimentées pour l'arrosage des plates-bandes des arbres de la cour, autour desquels il n'était pas rare de rencontrer des matières fécales, trahissant leur provenance. C'est dans cette cour, entre deux rangées d'arbres, que la compagnie prenait ses repas. Les matières organiques excrémentielles se desséchaient rapidement sous l'influence des fortes chaleurs, se détachaient sous forme de poussières et les hommes vivant au milieu de cette atmosphère étaient exposés continuellement à absorber les germes de la *fièvre typhoïde* par les voies digestives ou respiratoires.

Les cas de *fièvre typhoïde* dans la compagnie de remonte ont été de 14 en 6 jours (du 19 au 25 août). Les premières journées du mois d'août, excessivement chaudes, avaient desséché le sol infecté de la cour. Faut-il incriminer avec le Dr Sudour la dissémination par le sirocco qui a soufflé avec violence du 8 au 12 août et qui a porté les poussières typhiques dans les chambres et surtout sur les tables où étaient servis les aliments de la troupe ?

Peut-être y a-t-il lieu d'admettre aussi la dissémination par les mouches ?

Nous avons vu que l'*épandage* des selles de typhiques au voisinage des sources a été incriminé dans plusieurs épidémies. Maints autres rapports protestent contre cette pratique. Les médecins des épidémies de l'arrondissement de Pontoise et du département de Seine-et-Oise n'hésitent pas à attribuer à l'épandage des égouts parisiens les cas de *fièvre typhoïde* signalés à Herblay, à Poissy, à Achères, à Conflans et à Pierrelaye. Dans le département de l'Allier, une épidémie à l'asile d'aliénés d'Yzeure (61 cas) paraît avoir pour cause l'épandage des matières fécales dans les potagers. Dans l'arrondissement de Dax la même pratique est incriminée avec une grande probabilité.

Le docteur Pitance, de Saint-Moreil (Creuse), nous donne la relation fort intéressante d'une épidémie rurale de *fièvre typhoïde* qui, dans deux petites localités, a frappé 22 personnes sur une population de 41 sujets, dont 21 enfants, habitant 7 maisons ; 17 de ces cas se rapportent à des enfants. M. Pitance établit l'influence manifeste de la *contagion*, mode habituel de transmission à la campagne.

D'autres observateurs et notamment le docteur André, de Toulouse, font connaître des exemples de contagion familiale.

On se préoccupe certainement, comme on le voit, d'améliorer la qualité des eaux potables et de les soustraire au danger des pollutions.

Ces tentatives sont très louables et l'on aboutira sans doute à rendre la *fièvre typhoïde* plus rare dans nos villes. Mais il ne faut pas oublier que la *fièvre typhoïde* est aussi bien une maladie rurale que citadine, que si certaines épidémies de campagne peuvent être rapportées à l'arrivée de sujets venus des villes (militaires, domestiques, etc.), beaucoup d'épidémies urbaines ont eu pour origine l'existence de cas dans les villages à proximité des canalisations.

Force est donc de ne pas négliger ce côté de la prophylaxie.

Ici encore, comme dans la *variole*, il nous faut profiter de l'exemple de nos voisins. Depuis trois ans une expérience se poursuit le long de notre frontière orientale, expérience dont les résultats sont déjà fort encourageants.

Il nous a paru convenable d'indiquer ici à grands traits l'organisation de ce service telle qu'elle a été conçue par Koch et qu'il nous a été donné de la voir fonctionner en 1903 et en 1904.

Koch est parti de cette idée qu'il importe avant tout de reconnaître le plus tôt possible chaque cas et de le rendre inoffensif pour son entourage. Deux conditions sont pour cela nécessaires : faire un diagnostic rapide et précis et être assuré de pouvoir par l'isolement et la désinfection empêcher l'action des germes pathogènes susceptibles d'être émis par les malades et les convalescents.

Dans les régions où prédomine la *fièvre typhoïde* ont été installées un certain nombre de stations bactériologiques à chacune desquelles sont annexées une ou plusieurs stations volantes.

Le nombre des stations principales est pour le moment de 7 : Trèves, Saarbruck, Neunkirchen, Strasbourg, Metz. Landau et Idar-sur-Nahe.

Tout cas suspect de *fièvre typhoïde* dans le rayon d'une de ces stations est immédiatement porté à sa connaissance en même temps que l'on envoie des prélèvements des déjections et du sang du malade.

Si l'examen bactériologique donne des résultats positifs, on avertit aussitôt le médecin du malade et l'autorité de la commune.

Une enquête est entreprise pour établir l'étiologie de chaque cas. Est-il importé, est-il dû à la consommation de l'eau ou d'autres aliments, est-il consécutif à la contagion dans la famille, dans la maison, dans l'école ou l'atelier?

Pour peu que la chose paraisse utile, le chef de la station ou ses délégués font l'enquête sur place, tenant compte des registres de police, d'école, des listes des cas et des malades, du registre de décès. Tous les prélèvements nécessaires sont faits à ce moment.

Les selles d'un typhique devront être envoyées à intervalles réguliers au laboratoire de façon à rechercher s'il s'y trouve encore des bacilles susceptibles de transmettre la maladie.

Il arrive régulièrement qu'à l'occasion de chacune de ces enquêtes sur place, provoquées par la déclaration d'un cas de *fièvre typhoïde*, on reconnaît un nombre considérable de cas méconnus, dont beaucoup n'avaient jamais été vus par un médecin. Ces cas dont le diagnostic est établi par l'examen bactériologique sont tout particulièrement intéressants pour l'hygiéniste. Ils ne sont l'objet d'aucune mesure et peuvent servir plus que les sujets alités à la dissémination du mal dans la localité et même au delà.

Pour donner une idée de l'importance de ces enquêtes, il suffira de rappeler les chiffres suivants : 8 cas de *fièvre typhoïde* avaient été seuls portés à la connaissance des autorités. L'enquête a permis d'affirmer que pendant ce laps de temps, il y a eu 72 malades. Les huit neuvièmes des *fièvres typhoïdes* étaient ignorés. Sur les 72 typhiques, il y avait 52 enfants, et l'autorité n'avait connaissance que de 3 enfants atteints de *typhoïde*.

Cet exemple montre tout à la fois l'utilité des déclarations puisque, grâce à ces 8 cas déclarés, on a pu dépister les autres et arrêter l'épidémie par des mesures convenables, et la nécessité d'une organisation scientifique de contrôle. On ne saurait trop y insister.

Tout sujet susceptible de transmettre la *typhoïde* devra être isolé. S'il ne peut pas l'être suffisamment à domicile, il y aura lieu de le diriger vers un hôpital ou un lazaret où il sera maintenu jusqu'à ce que l'examen de ses selles ait montré l'absence de bacilles.

Toutes les mesures seront prises pour désinfecter les selles, les urines, les excréments des malades, leurs vêtements, ustensiles de cuisine, pour désinfecter les latrines, pour obliger les personnes ayant approché les malades à se laver avec des solutions antiseptiques. Après transport du malade à l'hôpital, sortie par guérison ou après décès, l'appartement sera désinfecté, et l'on n'y laissera revenir des personnes nouvelles qu'après cette désinfection.

Il ne saurait entrer dans le plan de ce rapport de poursuivre davantage cette étude. Il importait à notre avis d'en faire la mention. Certaines de nos campagnes françaises paient incontestablement à la *fièvre typhoïde* un tribut aussi élevé que les régions les plus contaminées des circonscriptions de Trèves ou de Saarbrücken. Le Finistère, l'Ille-et-Vilaine notamment, ont tous les deux de nombreux typhiques. L'Allemagne nous a montré ce qu'il y a lieu de faire pour s'opposer à ces progrès. Puissions-nous ne pas attendre pour l'imiter le temps que nous avons mis à obtenir l'obligation de la vaccination et de la revaccination !

ICTÈRES INFECTIEUX

Le Dr Jacquey, de Faucogney, a envoyé à l'Académie un mémoire intitulé : *Quatre cas de fièvre jaune dans la Haute-Saône*.

Dans deux maisons de Saint-Bresson, distantes l'une de l'autre d'environ 600 mètres, il y eut au mois d'août, 4 cas d'*ictère*, dont deux mortels.

L'affection a passé par trois périodes :

1° *Début*. — Abattement, perte d'appétit, fonctions digestives ralenties, céphalalgie et teinte subictèrique des yeux, des aisselles et des plis de l'aine ;

2° *Période d'état.* — Teinte ictérique généralisée, symptômes du début aggravés, vomissements d'abord bilieux et noirâtres devenant de plus en plus foncés, ballonnement et douleur de l'abdomen, agitation et stupeur, parole pénible ;

3° *Période ultime.* — Agitation, malaise, enfin vomissements noirs, liquides, fortement mêlés de sang, une demi-heure ou une heure avant la mort.

Les 4 malades étaient des enfants, dont trois frères.

« Aucun étranger venant des colonies ou des pays chauds n'est passé dans la contrée. Saint-Bresson est traversé par un cours d'eau de 2 ou 3 mètres de large. Le fond est caillouteux et parsemé de grosses pierres, les bords incultes et déchiquetés sont couverts de broussailles. Ce ruisseau longe les maisons à environ 30 mètres. Au mois d'août la chaleur persistante, 25 à 30 degrés, avait à peu près desséché ce cours d'eau où pullulaient des insectes et des moustiques, et les quatre enfants ne quittaient pas l'exploration de ce ruisseau nauséabond pour y trouver quelques menus poissons et aussi quelques écrevisses peu nombreuses dont ils faisaient leurs délices. Il y avait une quinzaine de jours qu'ils se livraient à cet exercice quand ils furent pris, à quelques jours de distance, de la même maladie.

« C'est, je crois, la première épidémie de *fièvre jaune* observée et décrite dans notre pays. »

Nous ne pensons pas que la qualification donnée par l'auteur à cette petite épidémie soit bien fondée. Il s'agit évidemment d'*ictères* graves, infectieux, mais rien ne prouve qu'il s'agisse du *typhus amaril.*

Nous croyons tout au contraire que ces cas se rapprochent infiniment d'*ictères infectieux* déjà maintes fois signalés dans notre pays.

Ces *ictères* sévissent précisément au cours de la saison chaude. Certains médecins militaires allemands ont décrit une série d'épidémies de même ordre survenus à Ulm, Magdebourg, Altona, etc., chez des soldats qui ont pris des bains froids dans des cours d'eau pollués. Les petits malades de Saint-Bresson se trouvaient, jusqu'à un certain point, dans des conditions étiologiques analogues.

Nous avons personnellement eu l'occasion de voir à la fin de l'été 1905 des cas d'*ictère infectieux* liés à la présence de bacilles paratyphiques qui présentaient une analogie très grande avec les cas précités.

Quelles que soient les diversités d'interprétation, les cas signalés par M. Jacquey présentent un réel intérêt.

GRIPPE

Un certain nombre de rapports des départements signalent l'existence d'épidémies de *grippe* sans cependant entrer dans beaucoup de détails.

Nous relèverons seulement un mémoire du Dr Georges Cartier : Relation d'une épidémie de *grippe* observée dans la garnison de Grenoble.

Du 3 janvier au 6 mars cette garnison n'a pas compté moins de 128 cas, avec 3 décès. Ces cas ont frappé à peu près tous les corps de troupes, prédominant cependant au 12e bataillon de chasseurs alpins à la caserne Bayard.

Grenoble depuis 1899 a eu tous les hivers des retours offensifs de la *grippe*: 122 cas, puis 127, 158, 85, 53, 120 et enfin 128.

Le Dr Cartier fait une étude fort remarquable des particularités cliniques, dégageant les principales formes, les complications.

La forme nerveuse courbaturale a été la plus commune, s'installant deux fois par une syncope, atteignant le maximum thermique dès les premiers jours. L'auteur décrit ensuite les formes catarrhales, rhumatoïdes et cardiaques.

Les trois cas suivis de décès ont présenté une broncho-pneumonie, une pleuro-pneumonie, une méningite suppurée consécutive à une otite.

Les complications principales ont été: la broncho-pneumonie, la pleurésie purulente, l'otite suppurée, les phlegmons, l'arthrite suppurée du genou, la néphrite.

DIPHTÉRIE

La plupart des rapports signalent une diminution dans la fréquence et dans la gravité de la *diphtérie* et attribuent ce résultat à l'emploi du sérum antidiphtérique. Cependant, dans certaines localités la *diphtérie* paraît s'être montrée assez grave. C'est ainsi qu'à Houlgate elle a causé 10 décès sur 46 cas.

Le Dr Pic, médecin des épidémies du département du Rhône, signale au contraire l'augmentation de la mortalité de la *diphtérie* à Lyon et dans le département.

Le chiffre des décès par *diphtérie* était en 1898 et 1899 de 45. Il s'est élevé successivement à 61, 87, 119, 69 et 85. En tenant compte des déclarations il y aurait 46 décès pour 291 *diphtéries* vraies intra-muros. soit une mortalité de 29 pour 100. Il nous semble que ce chiffre ne doit avoir qu'une valeur très contestable. Si les déclarations de décès sont relativement exactes, il n'en est certainement pas de même des déclarations des maladies et toute conclusion tirée de l'opposition de ces deux chiffres pèche par la base. Nous ne partageons pas l'avis de M. Pic, à savoir que l'abaissement extraordinaire du taux de la mortalité observée en 1903 était beaucoup moins la conséquence du traitement employé que d'un fléchissement momentané dans la virulence de l'agent pathogène.

Quelle que soit notre confiance dans l'efficacité des injections du sérum nous ne devons pas moins faire tout ce que nous pouvons pour empêcher la contagion de cette maladie.

L'intervention de sujets sains porteurs du contage *diphtérique*, celle surtout des convalescents, jouent un rôle fort important dans la propagation des épidémies. Les services d'examens bactériologiques qui fonctionnent dans beaucoup de villes rendent ici des services importants. M. Pic nous apprend qu'à Lyon les enfants convalescents de *diphtérie* sont soumis à un examen bactériologique et ne sont autorisés à rentrer dans les écoles que lorsque cet examen a montré la disparition du bacille de Loeffler.

La pratique des injections préventives de sérum antidiphtérique recommandée par l'Académie tend à se généraliser peu à peu.

M. Pic nous dit qu'en 1904 plusieurs médecins cantonaux ont pris à sa demande l'habitude de préconiser les injections.

M. le Dr Paul Bernard de Corbelin (Isère) a eu affaire à une épidémie très grave au cours de laquelle il a traité 118 diphtériques. L'auteur a injecté préventivement 36 personnes entourant les diphtériques. Les doses employées ont été généralement de 5 centimètres cubes, quelquefois de 10.

«Aucun accident, aucune réaction appréciable n'ont suivi les inoculations. Des enfants injectés dans mon cabinet ont parfaitement pu, après une demi-heure de repos, regagner à pied leur domicile et je n'ai pas remarqué que chez les adultes la réaction provoquée par l'injection de sérum fût plus fréquente et plus vive que chez les enfants. Il n'y a jamais eu d'incapacité de travail et tous mes injectés préventivement ont pu dès le lendemain reprendre leurs occupations. Aucun d'eux dans la suite n'a été atteint de *diphtérie*.

« La sérothérapie préventive de la *diphtérie* a donc une efficacité incontestable. Les preuves abondent, nous n'en signalerons qu'une qui nous paraît absolument typique.

« Dans une famille de 4 enfants, le plus jeune, B. Marcel, 2 ans, contracte la *diphtérie*. Je l'injecte et j'injecte préventivement les trois autres enfants; aucun d'eux ne fut atteint, mais la mère qui avait refusé l'injection eut une *angine diphtérique* quatorze jours après son enfant ».

Le Dr Lestocquoy, d'Arras, est un partisan des injections préventives déjà ancien. Il y a recours depuis 1902. En 1904, en présence d'une épidémie tenace de *diphtérie*, à Bioche-Saint-Vaast. il a conseillé l'injection préventive de 5 centimètres cubes à tous les enfants des écoles. Ceux-ci ne devaient plus être acceptés sans un certificat mentionnant cette légère opération et délivré par le médecin. « Depuis lors je n'ai plus entendu parler de *diphtérie* dans cette commune ».

Le même auteur a pratiqué de nombreuses injections de sérum antidiphtérique dans les familles à Arras et dans des communes voisines.

Dans l'arrondissement d'Abbeville, le Dr Légée, médecin des épidémies, nous apprend que la vaccination antidiphtérique a été pratiquée en grand, non seulement à titre curatif mais aussi à titre préventif.

A Chamesol, arrondissement de Montbéliard, a sévi une épidémie de *diphtérie* d'une gravité toute particulière. Les mesures qui ont été prises et particulièrement l'envoi de sérum par la préfecture pour les injections préventives ont donné les résultats attendus et le mal a été vite enrayé.

A Saint-Arnoult, arrondissement de Rambouillet, le Dr Camescasse a fait de nombreuses injections préventives avec les meilleurs résultats. A l'occasion de ces injections, un point intéressant de droit a été soulevé. L'administration départementale a cru devoir refuser de rémunérer ces injections préventives. Il semble cependant que ces dépenses modestes étaient bien justifiées et que le médecin qui en pratiquant ces injections a prévenu de nombreux cas de contagion, a ménagé les ressources de l'assistance médicale.

La sérothérapie préventive n'est pas acceptée seulement par les Européens. La tribu des Brarche dans le cercle de Tébessa, département de Constantine, était décimée par une épidémie violente qui avait déjà fait périr 30 enfants sur 50 malades. Les injections préventives ont arrêté l'épidémie.

Le Dr Moinet, médecin-major de 2e classe, a envoyé à l'Académie un mémoire très documenté sur la *diphtérie* dans le 9e corps d'armée de 1901-1904. Le 9e corps comprend précisément la Touraine, dans laquelle Bretonneau et Trousseau avaient puisé les éléments de leurs magistrales études et de leurs remarquables travaux. Depuis cette époque la *diphtérie* paraît n'avoir pas abandonné sa prédilection pour la région, car, en 1901 et 1902, le 9e corps a été le principal centre de la *diphtérie* de l'armée française (le tiers des cas). Les années 1903 et 1904 ont marqué une diminution notable. M. Moinet attribue ce résultat pour une large part à l'emploi des injections préventives. Il n'a pas été procédé toutefois à des injections en masse difficiles à réaliser. On s'est contenté de rechercher les cas légers dans lesquels la simple douleur de gorge et l'adénopathie avec ou sans fièvre faisait soupçonner la possibilité de la *diphtérie*. Ces cas étaient immédiatement injectés.

La partie clinique et thérapeutique n'est pas négligée dans le mémoire de M. Moinet. Nous y voyons avec satisfaction que, sur 384 cas traités en 4 ans et confirmés par l'examen bactériologique, il a été enregistré 13 décès, soit 1,55 pour 1.000.

TUBERCULOSE

Un grand nombre de nos rapporteurs signalent les progrès de la *tuberculose* et la nécessité de s'y opposer. Le Dr Deshaye (de Rouen), nous envoie un mémoire sur l'*Étude de la tuberculose pulmonaire en Normandie*. Il partage l'avis de son maître Leudet et ne croit pas que cette maladie soit aussi contagieuse qu'on l'admet en général.

A l'hospice général de Rouen, le personnel hospitalier comporte 304 personnes:

Religieuses	44
Infirmiers	28
Infirmières	104
Gens de service	128

Ce personnel a compté, en 1901, un décès par la *tuberculose*:

1 infirmier comptant 4 ans et 1 mois de service.

En 1902, 1 religieuse: 4 ans et 7 mois de service.

En 1903, 1 homme de peine: 4 ans et 6 mois de service.

A ce total s'ajoutent 2 autres décès de femmes qui ont été,

quoique tuberculeuses, admises dans le personnel de l'établissement et qui sont mortes, la première, après 2 mois de séjour, la deuxième, après 4 mois.

A l'Hôtel-Dieu, il y a 313 membres du service hospitalier :

Religieuses	38
Infirmiers	45
Infirmières	145
Gens de service	85

En 1901, deux décès par la *tuberculose*:

1 infirmier: 1 an et 9 mois de service.
1 homme de peine: 11 ans et demi.

En 1902, 1 religieuse: 1 an et 7 mois.

En 1903, 1 homme de service: 2 ans et 8 mois.

Le Dr Paris a envoyé des statistiques et considérations relatives à la *tuberculose*.

A l'asile d'aliénés de Maréville, le pourcentage des décès par *tuberculose* semble avoir diminué depuis 1894. Il pense que cette amélioration est due aux bonnes conditions d'alimentation, de désinfection et d'aération. Des précautions sont prises pour renouveler le plus souvent possible le linge. Les tuberculeuses sont isolées; les chaises percées mises à leur disposition contiennent toujours du crésyl; les malades qui crachent sont la minorité, la plupart des aliénés tuberculeux ne crachant presque pas ou avalant tout ce que l'appareil respiratoire rejette. Les malades qui crachent et qui peuvent se servir d'un crachoir, ont à leur disposition un crachoir contenant aussi du crésyl et dont le contenu peut être jeté au feu. A celles qui crachent dans un mouchoir ou sous les lits, on donne du vieux linge qui peut être brûlé quand il est souillé.

Pour répondre aux instructions ministérielles on avait placé dans deux préaux des crachoirs fixes à double cuvette, mais il fallut bientôt les faire enlever, quelques malades allant de temps en temps tremper du pain dans le contenu et le mangeant, malgré l'addition de crésyl.

Il semble bien évident que la *tuberculose* ne peut suffire pour occasionner l'aliénation mentale chez les prédisposés; qu'elle n'a que l'influence de toute cause physique de débilitation, qu'elle n'imprime pas de caractères spéciaux à l'aliénation mentale et qu'elle peut même ne pas compromettre la guérison de l'aliénation mentale qui est de même date qu'elle ou a débuté avant elle.

FURONCLES

Le Dr Henri Dezautière a consacré une étude fort intéressante et accompagnée de nombreuses photographies à l'étude d'une épidémie de *furoncles* observée à La Machine (Nièvre). Tous les ouvriers occupés au forage d'un puits, leur ingénieur, ont été successivement atteints de *furoncles* parfois très nombreux. Ils ont souvent transmis l'affection à leurs femmes et à d'autres membres de la famille. Nous admettons bien volontiers le mode d'inoculation invoqué par M. Dezautière. Les mineurs fixent les mains sur le bord du tonneau qui les conduit au fond du puits et aux chaînes qui soutiennent le tonneau. Le suintement qui règne dans le puits, la température élevée de 24° à 27° favorisent certainement la propagation.

ÉPIDÉMIES DE L'ALGÉRIE ET DES COLONIES

TYPHUS EXANTHÉMATIQUE

Depuis l'expansion épidémique de 1893-94, le *typhus exanthématique* a de nouveau disparu du département de la Seine et les dernières relations n'en ont pas fait mention, même dans la péninsule armorique.

L'Algérie n'a pas montré la même immunité.

Un certain nombre de cas ont été signalés en 1903 à Batna et à Khenchela. A Batna, les 10 malades de *typhus* étaient internés à la prison depuis 3 à 6 mois. On ne peut établir comment la maladie a été introduite.

Il faut cependant admettre qu'il y a eu, avant les premiers cas reconnus, un ou plusieurs cas atténués qui auront passé inaperçus.

Un groupe de détenus avait quitté la prison de Batna fin décembre pour les chantiers du chemin de fer d'Aïn-Beïda-Khenchela et est arrivé le 28 décembre à Khenchela où il a habité la prison jusqu'au 10 janvier. Deux détenus tombent malades à Khenchela le 11 janvier. Ces cas sont suivis de 9 entrées d'indigènes et de 8 entrées d'ouvriers italiens. L'infirmier qui avait soigné les typhiques à Khenchela fut gravement atteint. Il en fut de même de 2 infirmiers de Batna.

Le village d'Haza, dans le cercle de Khenchela, a eu également en avril 10 cas de *typhus* sur les 20 indigènes que comptait la population; 3 de ces indigènes moururent.

Le Dr Cochois qui dirigea les mesures prophylactiques rapporta de sa tournée les germes du *typhus* auquel il faillit succomber à son retour à Khenchela.

CHOLÉRA

Le Dr Coppin, médecin-major de première classe de l'infanterie coloniale, a envoyé un rapport sur l'épidémie de *choléra* en Perse en 1904.

Cette épidémie a été certainement introduite par les nombreux pèlerins allant de Kerbela pour transporter les cadavres de leurs parents. Le *choléra* sévissait à Kerbela depuis plus de 8 mois et pour gagner la Perse a parcouru exactement la route des pèlerins allant de Kasr Schirin village persan de la frontière à Kermanchah. De là deux routes se présentent. La route du nord lui fait gagner Tauris. Celle de l'est passe par Hamadan et Koum et gagne Téhéran où il y aurait eu jusqu'à 1.000 décès par jour.

Bien que les mesures opposées à la propagation du fléau aient été forcément incomplètes, elles n'ont pas été inutiles au moins pour un certain temps.

La relation de l'épidémie de *choléra* en Basse Indo-Chine envoyée par le Dr Mantel, médecin aide-major de première classe des troupes coloniales, nous montre la dissémination du mal le long des cours d'eau.

Le *choléra* sévit au début de la saison des pluies, diminue habituellement de fréquence au milieu de la saison quand l'inondation est à son maximum, pour reprendre de nouveau à la fin de la saison.

Le Dr Mantel pense que les mouches servent souvent de véhicules à la contagion.

Jamais à Lampot et à Chaudoc, les mouches n'avaient été aussi nombreuses qu'au moment de l'épidémie :

« Dans beaucoup de maisons j'ai pu voir ces insectes bourdonner en essaims autour des malades et s'abattre sur eux et sur leurs déjections qu'ils pompaient avidement. Ils allaient ensuite se poser sur le riz blanc, humide et tiède dont était pleine la soupière destinée au repas de la famille que l'on prenait sur une table à côté, sans dégoût et sans crainte.

« Il est tout à fait possible et il est même probable que ces mouches transportent, collés à leurs pattes et à leur trompe, des bacilles virgules et servent ainsi de véhicules aux germes infectieux qui peuvent être absorbés par les bien portants avec leur nourriture.

« J'ai observé à l'appui de mes affirmations que l'épidémie de *choléra* était bien moins grave dans les maisons chinoises et annamites que dans les maisons malaises et cambodgiennes. Les premières sont en effet mieux construites sur une place en terre damée qui dépasse largement la maison et qui est, en général, soigneusement balayée. Quelquefois elles sont en maçonnerie. Chez les Cambodgiens et chez les Malais, la maison est sur pilotis, tout ce qui tombe par le plancher à jour, toutes les ordures restent sous la case et servent de nourriture aux cochons qui y sont parqués. Il y a là-dessous des essaims de mouches qui remplissent la maison et vivent tranquilles, sûres de n'être pas dérangées par un coup de balai ou un nettoyage intempestif. »

PESTE

En raison de sa contiguïté avec le Yunnam, où la *peste* est à l'état endémique, notre colonie du Tonkin était particulièrement exposée aux invasions de ce fléau.

Jusqu'à l'année 1900, nos possessions indo-chinoises sont cependant restées indemnes sans que l'on puisse déterminer la cause de cette immunité.

Actuellement, il n'en est plus de même. La *peste* s'est introduite dans cette colonie et paraît malheureusement devoir s'y implanter.

L'invasion a eu lieu en même temps par les voies terrestre et maritime. Un cas de *peste* à Ky-Lua en 1899, un autre à Lang-Son en 1901, sont la preuve d'une contamination par voie de terre. Ces cas sont restés isolés ainsi qu'un cas de *peste* importé par voie maritime à Haïphong.

En 1902, de nouveaux cas sont observés dans les régions de Hanoï et de Lang-Son. Deux foyers secondaires sont dès lors constitués.

En 1902, Hanoï compte 14 cas de *peste* et 8 décès, auxquels il faut joindre un cas mortel à Bac-Ninh.

En même temps 17 cas sont relevés au nord-est du delta, 5 dans la région de Lang-Son, 7 à Dong-Dang, 5 à Chan-Moï.

En 1903, la progression est manifeste: 194 cas, 134 décès; Hanoï compte 166 cas et 112 morts.

La *peste* à Hanoï a surtout revêtu la forme bubonique, mais celle-ci s'est souvent compliquée ultérieurement d'accidents pulmonaires méritant le nom de pneumo-bubonique. A l'hôpital militaire, la mortalité des cas buboniques simples a été seulement de

1 sur 10. Elle a été de 8 sur 19 dans les cas de *peste bubonique* associée à la forme pulmonaire ou à la forme intestinale.

La sérothérapie à l'hôpital militaire a donné une mortalité de 31 pour 100.

Dans la population civile les résultats ont été moins brillants, 78 pour 100, et en défalquant les décès survenus dans les 6 heures, de 58 pour 100. Ces différences n'ont pas lieu de surprendre. Les malades militaires ont été traités dès le début de la maladie. Chez les malades civils les injections de sérum n'ont été commencées qu'à une phase avancée de la maladie.

Le sérum a été injecté dans les veines et la quantité injectée variable. Dans un cas terminé par la guérison, il a fallu 380 centimètres cubes. Un autre a succombé malgré l'injection de 420 centimètres cubes.

Les premiers effets apparents du sérum se manifestent du côté des symptômes généraux. L'adynamie se modifie rapidement, le malade parle, a le regard vif, la face plus colorée. L'hyperthermie ne commence à diminuer qu'après 6 à 24 heures. Les symptômes locaux ne montrent que plus lentement l'influence du sérum.

Les injections préventives ont été faites en abondance en 1903. Elles n'ont malheureusement pas été renouvelées tous les dix jours.

Onze militaires indigènes qui ont eu la *peste* avaient été injectés préventivement. Quatre fois l'intervalle a été de 1, 3, 5 et 6 jours. Sept fois le temps a été plus long, de 11 à 40 jours.

L'immunité ne commence qu'après 6 jours et est de courte durée. Si l'on veut obtenir une immunité certaine, il faut répéter les injections tous les 8 ou 10 jours. A l'hôpital une vingtaine de sujets en contact régulier avec les pestiférés ont été injectés tous les 10 jours et n'ont donné aucun décès.

L'injection préventive n'a provoqué qu'une légère douleur,

n'obligeant à aucun repos, ne gênant en rien l'injecté dans sa profession. Le seul accident à craindre est un peu d'érythème local et de prurit disparaissant d'eux-mêmes au bout de quelques heures.

BÉRIBÉRI

Nos médecins des colonies ont eu assez souvent l'occasion d'observer cette maladie si singulière dont les principaux symptômes portent tout à la fois sur le système nerveux et musculaire, et sur le cœur. Son étude ne saurait laisser indifférents les médecins de la métropole, car l'on a eu dans ces dernières années l'occasion d'observer en Europe quelques épidémies offrant certaines analogies avec le *béribéri* : épidémie de l'asile de Richmond en Irlande, épidémie de l'asile de Saint-Gemmes en France.

Le mémoire du Dr Pellissier, médecin-major de 2e classe des troupes coloniales, consacré à une épidémie de *béribéri* à Tuyen-Quang, 1904, offre donc un intérêt tout particulier.

Nous passerons sur la partie clinique fort bien exposée, en nous arrêtant seulement à ce qui a trait à l'étiologie et la prophylaxie.

L'épidémie a été importante : 61 p. 100 de l'effectif, 298 cas sur 487 soldats indigènes. Les jeunes soldats ont été plus atteints, 82 p. 100, avec une mortalité de 11 pour 100 cas. Chez les anciens soldats, la proportion des cas a été de 29 p. 100, avec une mortalité de 7 p. 100.

Il semble bien que le *béribéri* a été importé de Nam-Dinh, qu'il s'est propagé par contagion. Il ne paraît pas que l'on ait lieu d'incrimer l'alimentation et notamment le riz qui a été de bonne qualité.

Les béribériques doivent être isolés. Les salles qu'ils occupaient furent trois fois par semaine largement lavées aux solutions fortes, phéniquées ou bichlorurées.

Aucun cas de contagion intérieur ne fût constaté, ni parmi les malades ordinaires ni parmi le personnel indigène qui pendant trois mois fut au contact permanent de béribériques.

FIÈVRE INTERMITTENTE

Notre collègue, M. Laveran, a analysé régulièrement avec sa compétence toute spéciale, devant l'Académie, les documents qui nous ont été transmis au sujet de la *fièvre intermittente*. Nous n'avons donc point à y revenir ici et nous nous bornerons à mentionner un mémoire fort intéressant qui nous a été envoyé par le Dr Malafosse sur l'impaludisme à Géryville.

NÉVROSE DU SUD-AFRICAIN

Le Dr Melnotte nous a tracé sous le nom de *névrose du sud-africain* le tableau d'un état particulier qu'il a eu l'occasion d'observer dans les postes situés au sud de la Tunisie. Cet état est désigné dans les bureaux arabes sous le nom de « le cafard ». Il porte le nom de saharite dans les oasis du sud-oranais et se rapproche sans doute de la *soudanite* de nos militaires du Sénégal et du Soudan.

L'état général est caractérisé par de l'amaigrissement, un teint surplombé avec un regard brillant quoique obscurci le plus souvent.

Il y a de la céphalée diffuse, continue, peu violente.

L'état du cerveau se traduit tantôt par la bizarrerie, la méchanceté des réponses, l'irritation en paroles et en gestes pour de futiles motifs ou même sans cause apparente : « période d'irritabilité », tantôt par un mutisme complet : « période de dépression ».

Le sujet affecté a une tendance à croire que tout le monde s'occupe de lui, qu'il est le pivot autour duquel évolue le cours des choses. Il est souvent pris du délire de persécution, dans ce cas il peut se produire des impulsions plus ou moins irrésistibles et à résultat regrettable.

La fugomanie est un symptôme assez commun. Le névrosé est las de voir toujours les mêmes physionomies et le même paysage. Il ne dit rien de ses projets et disparaît.

Les secousses musculaires et le dérobement des jambes apparaissent au cours de la maladie. Il existe une sensation de froid en plein soleil. L'inappétence est à peu près constante. Les facteurs étiologiques essentiels paraissent être en premier lieu le surchauffement de l'atmosphère, l'action intermittente du sirocco, la monotonie du paysage, l'absence de variété dans l'alimentation, l'inactivité intellectuelle et physique.

L'affection a, dans la généralité des cas, un dénouement favorable ; le seul fait de revenir au nord et de revoir la verdure suffit à l'enrayer. Bien souvent rien n'y paraît plus au débarquement à Marseille. Cependant il convient de noter que cet état rend les sujets plus sensibles au paludisme et à la *fièvre typhoïde*, que le mal en s'aggravant peut aboutir à la monomanie et à la folie.

L'exercice modéré, la vie en commun, les distractions sont les meilleurs moyens de lutter contre cet état et de le prévenir.

RÉCOMPENSES

La Commission permanente des épidémies a l'honneur de proposer à l'Académie de soumettre à l'approbation de M. le Ministre de l'Intérieur les récompenses suivantes (1) :

Médaille d'or.

M. le Dr VERGELY, professeur à la Faculté de médecine de Bordeaux : *Rapport sur les épidémies de l'arrondissement en 1904.*

Rappel de médaille d'or.

M. le Dr CARLIER, médecin-major de 1re classe à Grenoble : *Épidémie de grippe dans la garnison de Grenoble.*

Médailles de vermeil.

M. le Dr HOEL, à Reims : *Démographie rémoise en 1904;*

M. le Dr LESTOCQUOY, à Arras : *Rapport sur les épidémies de l'arrondissement en 1904;*

M. le Dr PITANCE, à Saint-Moreil (Creuse) : *Épidémie rurale de fièvre typhoïde.*

(1) Ces récompenses ont été votées par l'Académie dans sa séance du 14 novembre 1905 et accordées par un arrêté du ministre de l'intérieur du 20 décembre 1905.

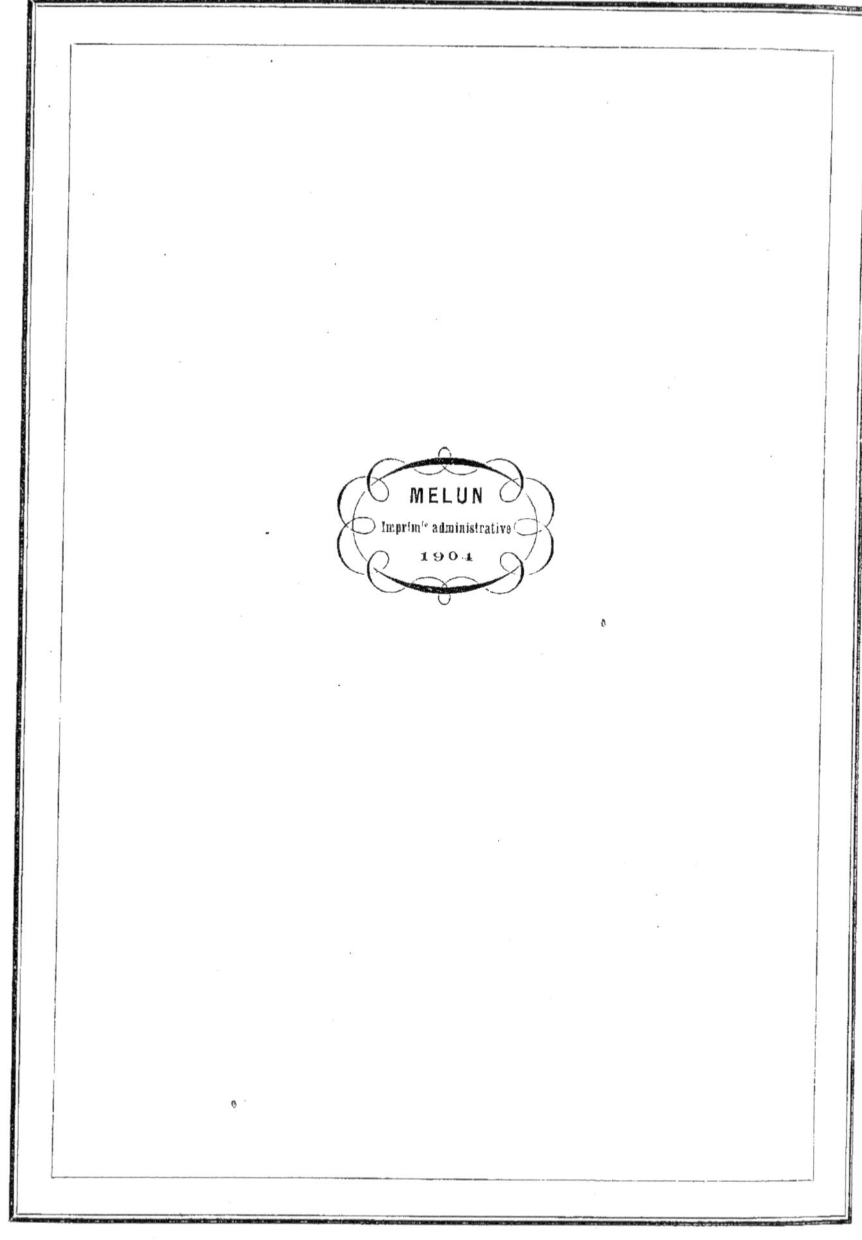
MELUN
Imprimie administrative
1904

www.ingramcontent.com/pod-product-compliance
Ingram Content Group UK Ltd.
Pitfield, Milton Keynes, MK11 3LW, UK
UKHW021021200726
13857UKWH00004B/1517

9 782011 943750